新形态教材 · 工作手册式

常见疾病康复手册

主　编　傅凌莉　秦金花

副主编　张　宁　尹　练

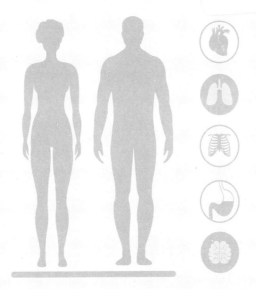

重庆大学出版社　国家一级出版社　全国百佳图书出版单位

图书在版编目（CIP）数据

常见疾病康复手册/傅凌莉主编. —— 重庆：重庆大学出版社，2023.3

ISBN 978-7-5689-3775-7

Ⅰ.①常… Ⅱ.①傅… Ⅲ.①常见病—康复医学—手册 Ⅳ.① R49-62

中国国家版本馆 CIP 数据核字（2023）第 036145 号

常见疾病康复手册
CHANGJIAN JIBING KANGFU SHOUCE

主　编　傅凌莉　秦金花
策划编辑：袁文华

责任编辑：袁文华　　版式设计：袁文华
责任校对：谢　芳　责任印制：赵　晟
*
重庆大学出版社出版发行
出版人：饶帮华
社址：重庆市沙坪坝区大学城西路 21 号
邮编：401331
电话：（023）88617190　88617185（中小学）
传真：（023）88617186　88617166
网址：http://www.cqup.com.cn
邮箱：fxk@cqup.com.cn（营销中心）
全国新华书店经销
重庆长虹印务有限公司印刷
*
开本：787 mm×1092 mm　1/16　印张：6.25　字数：115 千
2023 年 3 月第 1 版　　2023 年 3 月第 1 次印刷
ISBN 978-7-5689-3775-7　　定价：28.00 元

编委会

主　编　傅凌莉　秦金花

副主编　张　宁　尹　练

编　委　（排名不分先后）

陈　敏（重庆市医药卫生学校）

陈　帅（重庆市涪陵区中医院）

程娇娇（重庆市涪陵区妇幼保健院）

傅凌莉（重庆市医药卫生学校）

高世强（重庆市涪陵区中医院）

李进奎（重庆市涪陵区中医院）

秦金花（重庆市医药卫生学校）

杨文鑫（重庆市医药卫生学校）

尹　练（重庆市医药卫生学校）

张　宁（重庆市医药卫生学校）

前　言

随着我国经济发展和人口老年化进程加快，近些年来国内康复技术专业迅速发展，但调研全国中等职业教育康复技术专业教材后发现，目前尚缺乏系统、规范、全面的疾病康复技能实训指导用书。为此，重庆市医药卫生学校特邀请长期在临床一线工作的康复治疗师与本校专职教师合作，共同开发了这本常见疾病康复工作手册式新形态教材。

本书编写时，根据教育部现行版《中等职业学校康复技术专业教学标准（试行）》，紧密围绕新版《康复医学治疗技术初级（士）大纲》和《康复治疗技术人才培养方案》，对接康复职业标准和岗位需求，遵循中职学生的认知规律，由浅入深，设置难度适中的实训教学项目，注重实训技能训练和职业能力、职业素质的培养，注重教学与实习、就业岗位实现无缝接轨。本书共分为三篇，包括神经系统疾病康复、骨骼肌肉系统疾病康复、心肺疾病康复。通过病例导入、知识回顾、病例分析、健康宣教四个方面，让学生清楚临床疾病康复工作流程，能针对疾病进行准确评定，并能制订治疗方案，实施康复治疗。此外，还增加了大量与康复相关的微课、视频等多媒体数字资源。

在编写时，重庆市医药卫生学校组织本校专职教师调研了各级、各类康复医疗机构的实际岗位技能需求，并邀请长期在临床一线工作的康复治疗师共同参与，力求以应用为主旨，使教学内容与职业需求紧密结合。本书内容的设计紧贴临床工作需求，内容的重点放在知识回顾和病例分析，基本包含了康复科常见疾病的康复治疗，旨在全面培养学生的临床思维能力，同时通过健康宣教，培养学生的沟通能力和健康教育能力。本书既可供中等职业学校康复技术专业学生使用，也可作为康复治疗师在临床实践中的参考用书，又可作为广大康复科患者的康复指导用书，可参考进行自我和居家训练，从而促进疾病康复。

由于编写水平有限，书中难免有错误、遗漏和不妥之处，恳请各位专家和广大读者批评指正，以便再版时修订和完善。

编　者

2022 年 10 月

目 录

第一篇
神经系统疾病康复

第二篇
骨骼肌肉系统疾病康复

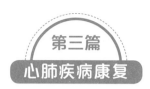

实训16　冠心病康复

实训17　慢性阻塞性肺疾病康复

附　录

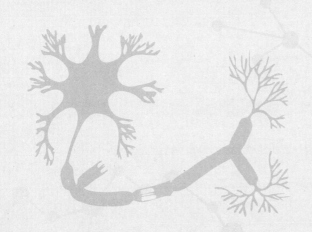

第一篇

神经系统疾病康复

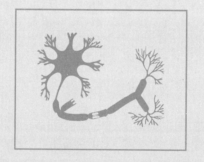

实训 1 脑卒中康复

一、病例导入

患者，男性，67岁，因"左侧肢体活动不利2个月"入院，既往有高血压病史15年。患者于2个月前晨起时突然出现左侧肢体无力，即来院就诊，行头颅CT检查示右侧基底节区梗塞。经住院治疗后生命体征平稳，饮水偶有轻度呛咳，左侧偏瘫，遂转入康复科治疗。

二、知识回顾

（一）脑卒中患者的评定（见表 1-1）

表 1-1　脑卒中评定项目

评定方向	评定项目
基本资料	病史资料 利手（通过问诊方式获取）
认知功能障碍	精神状态［格拉斯哥昏迷量表（GCS）、简易精神状态量表（MMSE）］ 认知：失认症、失用症、注意力、记忆力等
运动功能障碍	Brunnstrom 分期 肌张力（改良 Ashworth 指数） 关节活动度（ROM）（根据评定所学关节活动度测量） 肌力［徒手肌力评定分级（MMT）］：肌张力过高的患者不评 平衡、协调（简易三级、轮替试验、指鼻试验等） 步态
言语障碍	失语症 吞咽功能

续表

评定方向	评定项目
感觉障碍	疼痛［视觉模拟评分法（VAS）］ 躯体感觉（深、浅及复合感觉）
心理功能障碍	焦虑［汉密尔顿焦虑量表（HAMA）］ 抑郁［汉密尔顿抑郁量表（HAMD）］
日常生活活动能力	患者日常生活活动能力（改良Barthel指数）：穿衣、进食、修饰、如厕、转移
社会参与能力	社会参与能力
环境	环境评估
患者期望值	患者期望恢复到什么程度（通过询问方式获取）

（二）脑卒中患者的康复目标

依据评定结果，分析患者存在的主要问题，结合患者的期望值，制订康复目标。

1. 短期目标：改善患者的功能障碍。

2. 长期目标：患者能实现生活自理，回归家庭，重返社会。

（三）脑卒中患者的康复计划（见表1-2）

表1-2　脑卒中康复计划

康复治疗分期	康复治疗项目	
早期（急性期） Brunnstrom分期 Ⅰ—Ⅱ期	理疗	低频电疗法（延缓肌肉萎缩）
	作业疗法	良肢位摆放、翻身、转移训练 辅助器具代偿使用：踝足矫形器、肩托等
	运动疗法	被动关节活动度训练 站立训练：电动起立床等
	中医疗法 （传统康复）	针灸（穴位自拟）：合谷、曲池、手三里等
	健康教育	教会患者良肢位摆放 延缓肌肉萎缩、姿势异常
中期（恢复期） Brunnstrom分期 Ⅱ—Ⅴ期	理疗	中频、高频（降低肌张力）

康复治疗分期		康复治疗项目
中期（恢复期）Brunnstrom分期Ⅱ—Ⅴ期	作业疗法	上肢功能恢复训练（活动自拟）：滚筒训练、肩抬举训练、体操棒等 上肢精细活动训练（活动自拟）：手功能训练等 转移训练 认知训练 感觉功能训练
	运动疗法	关节活动度训练 平衡、协调训练 肌力训练 降低肌张力训练 站立、行走训练
	中医疗法	针灸（穴位自拟）：合谷、曲池、手三里等 推拿、按摩
	其他	言语、吞咽训练
	健康教育	健康生活方式、多运动、勤锻炼
后期（后遗症期）Brunnstrom分期Ⅵ期	理疗	低频、中频、热疗等（缓解疼痛、降低肌张力）
	作业疗法	日常生活活动能力训练 辅助器具代偿使用训练 认知训练 再就业训练
	运动疗法	关节活动度训练 平衡、协调训练 肌力训练 降低肌张力训练：牵伸、热疗、关节松动等 站立、行走训练
	环境改造	环境改造
	中医疗法	针灸（穴位自拟）：合谷、曲池、手三里等 推拿、按摩 八段锦、太极拳
	健康教育	健康生活方式、多运动、勤锻炼

三、病例分析

请根据病例进行讨论，思考以下问题，并制订康复治疗方案。

1. 该患者可能存在哪些功能障碍？

2. 应该进行哪些评定？

3. 需要进行哪些治疗？

参考答案1

四、健康宣教

1. 教会患者家属或护工维持正确良肢位。

2. 改善生活方式：戒烟酒，低盐低脂饮食，适度锻炼，控制体重。

3. 定期随访血压、血脂、血糖等。

4. 在耐受范围内尽早进行活动。

5. 鼓励尽早自理，自己事自己做，提倡患者主动完成日常生活活动。

6. 保持良好心态，患者和家属积极配合康复治疗。

实训 2　脑外伤康复

一、病例导入

患者，男性，26岁，从3米高楼上摔下致头痛呕吐半小时，意识障碍，左侧瞳孔散大，行CT检查示左额颞骨骨折、血肿灶，遂以"脑外伤"收治入院，行急诊手术后转神经外科住院治疗。经1周治疗后，现患者生命体征平稳，神经外科请康复科会诊，进行康复治疗。

二、知识回顾

（一）脑外伤患者的评定（见表2-1）

表 2-1　脑外伤评定项目

评定方向	评定项目
基本资料	病史资料 利手（通过问诊方式获取）
认知功能障碍	精神状态（GCS、MMSE） 认知：失认症、失用症、注意力、记忆力等
行为功能障碍	依据脑外伤患者的临床症状进行评定
运动功能障碍	肌张力（改良Ashworth指数） 关节活动度（ROM） 肌力（MMT）：肌张力过高的患者不评 平衡、协调（简易三级、轮替试验、指鼻试验等） 步态
言语障碍	失语症 吞咽功能

续表

评定方向	评定项目
感觉障碍	疼痛（VAS） 躯体感觉（深、浅及复合感觉）
心理功能障碍	焦虑（汉密尔顿焦虑量表） 抑郁（汉密尔顿抑郁量表）
日常生活活动能力	患者日常生活活动能力（改良Barthel指数）：穿衣、进食、修饰、如厕、转移
社会参与能力	社会参与能力
环境	环境评估
患者期望值	患者期望恢复到什么程度（通过询问获取）

（二）脑外伤患者的康复目标

依据评定结果，分析患者存在的主要问题，结合患者的期望值，制订康复目标。

1.短期目标：改善患者的功能障碍。

2.长期目标：患者能实现生活自理，回归家庭，重返社会。

（三）脑外伤患者的康复计划（见表2-2）

表2-2 脑外伤康复计划

康复治疗分期	康复治疗项目	
急性期	促醒治疗	感觉刺激：拍打、擦刷、挤压、声音刺激等 穴位刺激：百会、四神聪、神庭、人中等 高压氧治疗
	作业疗法	良肢位摆放、翻身训练 辅助器具代偿使用：矫形器等
	运动疗法	被动关节活动度训练 站立训练：电动起立床等
	中医疗法	针灸（穴位自拟）：合谷、曲池、手三里等
	健康教育	教会患者及家属良肢位摆放 延缓肌肉萎缩、姿势异常

康复治疗分期	康复治疗项目	
恢复期	理疗	中频、高频（降低肌张力）
	作业疗法	认知训练：自知力、注意力、记忆力、思维能力训练 感知障碍训练：失认症、失用症、单侧忽略训练 行为障碍训练 日常生活活动能力训练 上肢精细活动训练（活动自拟）：手功能训练等 转移训练
	运动疗法	关节活动度训练 平衡、协调训练 肌力训练 降低肌张力训练 站立、行走训练
	中医疗法	针灸（穴位自拟）：合谷、曲池、手三里等 推拿
	其他	言语、吞咽训练，心理治疗等
	健康教育	健康生活方式、多运动、勤锻炼
其他	理疗	低频、中频、热疗等（缓解疼痛、降低肌张力）
	作业疗法	继续强化认知训练：自知力、注意力、记忆力、思维能力训练 感知障碍训练：失认症、失用症、单侧忽略训练 行为障碍训练 日常生活活动能力训练 辅助器具代偿使用训练：矫形器、轮椅、拐杖等 再就业训练
	运动疗法	关节活动度训练 平衡、协调训练

续表

康复治疗分期		康复治疗项目
其他	运动疗法	肌力训练 降低肌张力训练：牵伸、热疗、关节松动等 站立、行走训练
	环境改造	环境改造
	中医疗法	针灸（穴位自拟）：合谷、曲池、手三里等 推拿 八段锦、太极拳
	其他	言语、吞咽训练，心理治疗等
	健康教育	健康生活方式、多运动、勤锻炼

三、病例分析

请根据病例进行讨论，思考以下问题，并制订康复治疗方案。

1. 该患者可能存在哪些功能障碍?

2. 应该进行哪些评定?

3. 需要进行哪些治疗?

参考答案2

四、健康宣教

1. 鼓励患者树立战胜疾病的信心，保持乐观情绪，主动参加社交活动。

2. 教会患者家属或护工维持正确良肢位。

3. 在耐受范围内尽早进行活动。

4. 鼓励尽早自理，自己事自己做，提倡患者主动完成日常生活活动。

5. 保持良好心态，患者和家属积极配合康复治疗。

6. 有癫痫发作者不单独外出，随身携带病历卡，定量服抗癫痫药2年以上，教会患者癫痫发作的紧急处理方法。

实训 3 脊髓损伤康复

一、病例导入

患者，女性，59岁，2个月前不慎被重物压伤，当时无法站立，左侧胸部及腰背部疼痛，伴有双下肢无力及感觉障碍，无呕吐现象，无胸闷气急及腹痛不适，至当地医院就诊，检查示腰1椎体骨折、腰1棘突骨折、左侧多肋骨骨折，予对症处理。患者为进一步治疗，待病情平稳后进入康复科，门诊以"康复治疗、腰椎骨折术后"收入康复科。

二、知识回顾

（一）脊髓损伤患者的评定（见表 3-1）

表 3-1 脊髓损伤评定项目

评定方向	评定项目
基本资料	病史资料
损伤平面	运动神经平面：肌力 3 级以上的关键肌确定运动神经损伤平面，且该平面以上的关键肌力达到 4 级以上 感觉神经平面：检测双侧 28 个关键点的针刺觉和轻触觉，并按 3 个等级分别评定打分（0= 缺失，1= 障碍，2= 正常，NT= 无法检查） 完全和不完全损伤评定：完全损伤指不存在骶残留；不完全损伤指有明确骶残留且部分保留区超过 3 个节段 损伤程度：脊髓损伤 ASIA 分级 肌张力
心理功能障碍	焦虑（汉密尔顿焦虑量表） 抑郁（汉密尔顿抑郁量表）

续表

评定方向	评定项目
日常生活活动能力	患者日常生活活动能力（改良 Barthel 指数）
社会参与能力	社会参与能力
功能恢复预测	完全性脊髓损伤的患者，可根据损伤平面预测其功能恢复情况
患者期望值	患者期望恢复到什么程度（通过询问获取）

（二）脊髓损伤的康复目标

依据评定结果，分析患者存在的主要问题，结合患者的期望值，制订康复目标。

1.短期目标：预防并发症，改善患者的功能障碍。

2.长期目标：患者能实现生活自理，回归家庭，重返社会。

（三）脊髓损伤的康复计划（见表3-2）

表3-2　脊髓损伤康复计划

康复治疗分期	康复治疗项目
急性期	残存肌力及受损平面以上的肢体肌力和肌耐力训练 体位：肢体处于功能位 呼吸及排痰训练 体位转换训练 关节被动活动度训练 站立训练：利用电动起立床进行站立训练
恢复期	理疗：蜡疗、功能性电刺激等 肌力训练 垫上运动训练（进行躯干和四肢灵活性训练）：翻身、牵伸、支撑、移动等 坐位训练：长坐位和端坐位训练 转移训练 轮椅训练 步行训练：不同损伤平面，可选择对应平面辅助器具 日常生活活动能力训练 心理治疗：根据患者心理变化规律，进行心理康复治疗

三、病例分析

请根据病例进行讨论，思考以下问题，并制订康复治疗方案。

1. 该患者可能存在哪些功能障碍？

2. 应该进行哪些评定？

3. 需要进行哪些治疗？

参考答案3

四、健康宣教

1. 保持呼吸道通畅及预防肺炎，鼓励并积极协助患者咳嗽排痰，分泌物多时有窒息的危险，应及早行气管切开术，及时排痰，使呼吸道通畅。

2. 防止高热中暑：体温39℃以下，可给予物理降温，用冰袋冷敷，温水擦浴；体温39℃以上，可用75%酒精降温，温水擦浴。

3. 预防压疮，腰椎骨折合并截瘫，腰背部垫软枕，臀部垫气圈；高位截瘫头部垫软枕，两腿下垫软枕，踝部垫小棉圈。

4. 早期每2小时翻身1次，以后根据病情好转程度逐步改为3~4小时翻身1次。坐轮椅的患者，可以每隔30分钟做支撑动作以缓解臀部压力。

5. 床铺保持清洁干燥，皮肤经常清洗，排泄物及时处理干净。

6. 注意双下肢有无肿胀，防止深静脉血栓形成。

7. 安慰患者安心养病，鼓励患者增强战胜疾病的信心。

8. 每日进行2次肌肉按摩和活动关节，以防肌肉萎缩和发生关节固定畸形，使踝关节保持90°位置，以防足下垂畸形。

9. 脊髓损伤患者因感觉丧失，可发生烫伤或冻伤，教育陪人、家属慎用热水袋，擦澡、洗脚等水温应低于正常人，一般不应用热敷。

10. 采用高热量、高蛋白、高维生素饮食，多食用动物的肝和肚、排骨汤、鸡蛋、鱼肉、豆制品、牛奶以及蔬菜、水果等。

实训 4　阿尔茨海默病康复

一、病例导入

患者，男性，68岁，1个月前显现记忆力消退，开始表现为出门常忘记带钥匙，有时会显现常去的地址忘记怎么走，特别是对方才发生的情形容易遗忘，远记忆力正常，无头痛、头昏等病症，门诊以"记忆力下降缘故待查"收治入院。患者自起病以来精神、饮食、睡眠尚可，小便正常，轻微便秘，体重无明显增加或减少。近期因病情加重入院治疗。

二、知识回顾

（一）阿尔茨海默病的评定（见表4-1）

表 4-1　阿尔茨海默病评定项目

评定方向	评定项目
基本资料	病史资料
认知功能障碍	精神状态［MMSE 或蒙特利尔认知评估量表（MOCA）］ 认知
运动功能障碍	关节活动、平衡、协调
心理功能障碍	焦虑（汉密尔顿焦虑量表） 抑郁（汉密尔顿抑郁量表）
日常生活活动能力	患者日常生活活动能力（改良 Barthel 指数）
社会参与能力	社会参与能力
患者期望值	患者期望恢复到什么程度（通过询问获取）

（二）阿尔茨海默病的康复目标

依据评定结果，分析患者存在的主要问题，结合患者的期望值，制订康复目标。

1.短期目标：改善认知功能障碍。

2.长期目标：预防和减少继发性功能障碍发生；提高日常生活活动能力，改善生活质量；延缓病情发展。

（三）阿尔茨海默病患者的康复计划（见表4-2）

表4-2　阿尔茨海默病康复计划

康复治疗项目	
认知训练	智力训练：逻辑训练、分析和综合能力训练、理解和表达训练、社会适应能力训练、常识训练、数字概念和计算能力训练 记忆力训练
运动康复	运动疗法：提高肌力，维持关节活动度，提高平衡协调能力，提高生活活动能力 作业疗法：帮助患者改善和提高生活活动能力，提高生活质量

三、病例分析

请根据病例进行讨论，思考以下问题，并制订康复治疗方案。

1.该患者可能存在哪些功能障碍？

2.应该进行哪些评定？

3.需要进行哪些治疗?

参考答案4

四、健康宣教

　　本病病程为 5 ～ 10 年,多数患者发病数年后常死于肺炎、泌尿系统感染等各种并发症。

　　1. 预防感冒等影响肺部的疾病以及其他并发症。

　　2. 保持良好心态,患者和家属积极配合康复治疗。

实训 5　帕金森病康复

一、病例导入

患者，男性，62岁，年前不明原因开始出现左右上肢较轻震颤，情绪激动或精神紧张时加剧，睡眠中可完全消失，日渐发现左右侧下肢无力，仍能走路，可做精细运动，说话构音清。年后病情明显加重，双上肢震颤明显，手不灵活，精细运动困难，行走步态慌张，家人发现患者构音不良，说话语言不清、音调平淡、没有抑扬顿挫感、节奏单调等，患者日常活动明显减少，多坐在一旁发呆，少与人说话，在与其谈话中明显发现患者记忆力减退，思维较迟钝。尤其近期四肢震颤加重，呈搓丸样震颤，走路困难，低头曲背不能站立，基本生活明显受影响，不能做穿衣、写字等精细动作，进餐费时吞咽困难，多有大量流涎、遗尿、痴呆、记忆力丧失、思维紊乱等症状。口服美多芭、溴隐亭等抗帕金森药物，症状有所缓解。近期因病情加重入院治疗。

二、知识回顾

（一）帕金森病患者的评定（见表 5-1）

表 5-1　帕金森病评定项目

评定方向	评定项目
基本资料	病史资料
躯体功能障碍	肌张力（改良 Ashworth 指数） 关节活动度（ROM） 肌力 协调性：指鼻试验、轮替试验等 平衡能力：Berg 平衡量表

续表

评定方向	评定项目
躯体功能障碍	吞咽功能 构音功能 呼吸功能 步行功能 强直程度 运动执行能力：让患者从坐到站立用秒表计算所需时间
认知功能障碍	精神状态（MMSE 或 MOCA） 认知
心理功能障碍	焦虑（汉密尔顿焦虑量表） 抑郁（汉密尔顿抑郁量表）
日常生活活动能力	患者日常生活活动能力（改良 Barthel 指数）
社会参与能力	社会参与能力
患者期望值	患者期望恢复到什么程度（通过询问获取）

（二）帕金森病患者的康复目标

依据评定结果，分析患者存在的主要问题，结合患者的期望值，制订康复目标。

1.短期目标：扩大、维持关节活动范围；预防挛缩和纠正不正常姿势；预防或减轻失用性萎缩及肌肉无力；增强姿势与平衡反应；改善异常步态；维持或增加肺活量、胸腔扩张；维持或改善耐力。

2.长期目标：预防和减少继发性功能障碍的发生；提高日常生活活动能力，改善生活质量；延缓病情发展；帮助患者对慢性残疾的心理调整和生活方式的修正；学会代偿方法，减轻患者和家属的心理负担。

（三）帕金森病患者的康复计划（见表5-2）

表5-2 帕金森病康复计划

康复治疗项目	
松弛训练	肌强直、体僵硬是帕金森病的一个典型特征。通过缓慢的前庭刺激，如柔顺有节奏来回摇动技术，可使全身肌肉松弛。治疗可以在卧位、坐位和站立位进行。开始时要缓，转动时要有节奏，从被动转动到主动转动，从小范围转动到全范围转动；转动时使患者没有牵拉的感觉，而只有松弛的感觉
关节活动度训练	训练的重点是牵拉缩短的、紧张的屈肌，防止挛缩的发生，维持正常的关节活动度。帕金森病患者常因屈髋肌发紧而伸髋受限和因股肌强直而屈膝受限，所以伸髋屈膝训练是其一项重要内容。可应用自动抑制技术方法，如PNF法的挛缩松弛技术，有良好效果。注意避免过度的牵拉及疼痛，否则会产生反跳性肌肉收缩，拉伤组织，形成瘢痕，反而造成关节活动范围缩小。还要注意患者骨质疏松的可能，避免活动造成的骨折
移动训练	强调姿势训练和旋转运动，有节奏地相互交替运动，进行充分范围的关节运动，应用PNF法或音乐治疗法增加患者躯体旋转。重点是活动伸肌，如上肢外展、外旋及下肢外展、内旋。加强对平衡控制能力的训练，如坐位及站立位静态平衡和动态平衡的训练
平衡训练	协助患者训练重心转移，逐渐增加活动的复杂性，增加重心转移的范围以及配肢的训练。鼓励患者在力所能及的情况下增加活动速度，慢慢摇晃骨盆，跨步或行走训练双上臂协调摆动。注意每天要进行不同的平衡功能训练，以确保运动学习和姿势协同
步态训练	重点加快启动速度和步行速度，加大步幅和步基宽的训练，以保证躯干和上臂摆动之间的相互交替的协调。在行走时，步幅及宽度控制可通过在地板上加设标记，按标记指示行走得到步态控制。步态模式的节奏可用口令、音乐旋律或节拍来指引调节控制。确保重心的顺利转移及步态中以足跟—足趾的顺序触地运动
其他训练	面肌训练 呼吸功能训练 语言训练 日常生活活动能力训练 维持原有功能训练

三、病例分析

请根据病例进行讨论，思考以下问题，并制订康复治疗方案。

1.该患者可能存在哪些功能障碍？

2.应该进行哪些评定？

3.需要进行哪些治疗？

参考答案5

四、健康宣教

本病是一种慢性进展性疾病，无法治愈。多数患者发病数年后逐渐丧失工作能力，至疾病晚期由于全身僵硬、活动困难，终至不能起床，最后常死于肺炎等各种并发症。

1.预防感冒等影响肺部的疾病。

2.保持良好心态，患者和家属积极配合康复治疗。

实训 6 脑瘫康复

一、病例导入

患儿，男性，3岁，因"不能独立步行"入院。患儿为第一胎第一产，孕29周早产，出生时体重1.6 kg，有产后窒息史。患儿出生后运动、智力发育与同龄儿童相比滞后。入院时能独坐，不能独站，辅助下可以行走，但呈剪刀步态，双膝屈曲，双足跟不能着地。体格检查：一般情况良好，双手精细动作稍差，双下肢肌张力高，关节活动度差，外展受限。头颅MRI示胼胝体发育不良伴多微脑回畸形＋脑白质发育不良。脑电图示广泛轻度异常。

二、知识回顾

（一）脑瘫患者的评定（见表6-1）

表6-1 脑瘫评定项目

评定方向	评定项目
基本资料	病史资料 脑瘫分型（通过问诊及体征、报告综合获取）
身体水平 （功能缺陷）	肌张力（MAS） 肌肉力量（MRC） 分离运动控制 反射：原始反射与保护反射 肌肉长度和关节活动度（ROM） 身体对线 感觉检查（皮区） 其他相关物理检查

续表

评定方向	评定项目
功能水平（残疾）	粗大运动：翻身、坐位、爬行、站立、行走等 精细运动：手部运动 手眼协调运动
社会水平（残障）	家庭环境中运动 学校环境中运动 社会交往：与同学一起游戏、生活
心理发育	发育量表：格塞尔发育诊断量表（GDDS 4 周～ 3 岁）、贝利婴儿发育量表（BSID 2 ～ 30 月）、丹佛发育筛查测验（DDST 0 ～ 6 岁）、小儿神经心理发育检查表（0 ～ 6 岁） 智力测验：斯坦福 – 比奈智力量表（SBIS 2 ～ 18 岁）、皮博迪图片词汇测验（PPVT 4 ～ 18 岁）、绘人测验（GDPT 4.5 ～ 12 岁） 适应行为量表：婴儿 – 初中学生社会生活能力量表（6 月～ 14 岁）、文兰适应行为量表（VABS 0 ～ 30 岁） 人格测试：艾森克人格问卷（EPQ 7 ～ 15 岁和 16 岁以上）、明尼苏达多项人格测验（MMPI 14 岁以上）、儿童人格问卷（PIC 3 ～ 16 岁） 行为量表：奥芬巴赫儿童行为量表（CBCL 4 ～ 6 岁和 6 ～ 16 岁）、康氏儿童行为量表（CCBS 3 ～ 17 岁）、自闭症儿童行为量表（ABC）、儿童孤独
言语功能障碍	皮博迪图片词汇检查（PPVT 4 ～ 18 岁）、伊利诺斯心理语言能力测验（ITPA 3 ～ 10 岁）、韦氏学龄儿童智力量表（WISC-R 6 ～ 16 岁）、韦氏学龄前儿童智力量表（WPPSI 4 ～ 6.5 岁）、语言发育迟缓检查法（S-S 法 1 ～ 6.5 岁）、Frenchay 构音障碍评定法
患者期望值	患者及家属期望恢复到什么程度（通过询问获取）

（二）脑瘫患者的康复目标

依据评定结果，分析患者存在的主要问题，结合患者的期望值，制订康复目标。

1.短期目标：改善患者的功能障碍。

2.长期目标：患者能实现生活自理，回归家庭，重返校园。

（三）脑瘫患者的康复计划（见表6-2）

表6-2　脑瘫康复计划

康复治疗项目		
功能性作业疗法	Vojta 疗法	让患儿取一定的出发姿势，通过对身体特定部位（诱发带）的压迫刺激，诱导患儿产生全身性、协调化的反射性翻身和腹爬移动运动，促进与改善患儿的运动功能，又称为诱导疗法
	bobath 神经发育疗法	治疗手法包括控制关键点、反射性抑制手法、促进姿势反射、叩击法
	上田法	降低肌张力、缓解肌痉挛
日常生活能力训练	基本生活能力训练	正确的抱法、穿脱衣服、洗漱、进食、大小便训练，社交与学习能力训练，使用交通工具等
	物理因子疗法	理疗：脑循环治疗仪、痉挛肌治疗仪、肌兴奋治疗仪、经络导平治疗仪、神经肌电促通治疗仪等 水疗
	中医疗法	针灸（穴位自拟）：合谷、曲池、手三里等 推拿、按摩
	运动疗法等	站立、行走训练
		环境改造

三、病例分析

请根据病例进行讨论，思考以下问题，并制订康复治疗方案。

1.该患者可能存在哪些功能障碍？

2.应该进行哪些评定？

3.需要进行哪些治疗?

参考答案6

四、健康宣教

1. 做好孕期保健,这是预防脑瘫发生的重要一步,孕妇应尽量远离有害物,如烟、酒、宠物(猫、狗等可能带有弓形虫)、毒物等。

2. 孕早期避免病毒感染,感染后不可随便用药,即使必须用药也应先咨询医生后再用。

3. 定期产前检查,预防、监控疾病的发生,可有效地降低脑瘫的发病率,高危孕妇(包括多胎孕妇、高龄孕妇)更应注意孕期保健。

4. 婴儿出生后要立即到医院做定期检查,特别是母亲妊娠过程中不顺利或有难产、早产、新生儿窒息等情况者,更应接受密切观察。一旦发现有表现不正常,应该马上到医院做全面检查。如能对脑瘫做出正确的早期诊断,并尽早地加以合理治疗和综合康复措施,有可能使部分脑瘫患儿基本康复正常。

5. 已造成脑瘫的患儿,应当采取积极的预防措施,防止发生各种残疾。早期发现、早期康复,使脑瘫患儿的功能障碍明显减轻。

6. 明确诊断为脑瘫的患儿,经过积极干预,不让患儿产生像关节挛缩、畸形等各种障碍,或降低障碍程度,能通过一系列有效的治疗很好地回归社会。

实训 7　面神经炎康复

一、病例导入

患者,男性,42岁,急性起病,主述右侧口眼歪斜、口唇麻木2天,症见右侧颜面僵紧、不自然,右侧口唇麻木、舌体不适,右侧额纹、鼻唇沟变浅、消失,右眼闭合不良、露白,鼓腮漏气,伸舌居中。门诊测得血压120/88 mmHg,建议住院治疗。今遵医嘱入院治疗,即拟"中医面瘫、西医面神经炎"收治入院进一步观察、治疗。

二、知识回顾

(一)面神经炎患者的评定(见表7-1)

表 7-1　面神经炎评定项目

评定方向	评定项目
基本资料	病史资料
运动功能障碍	唇的运动 颌的运动 额的运动
言语障碍	言语功能
感觉障碍	疼痛(VAS) 躯体感觉(深、浅及复合感觉)
心理功能障碍	焦虑(汉密尔顿焦虑量表) 抑郁(汉密尔顿抑郁量表)
日常生活活动能力	患者日常生活活动能力(改良Barthel指数):穿衣、进食、修饰、如厕、转移
患者期望值	患者期望恢复到什么程度(通过询问获取)

（二）面神经炎患者的康复目标

依据评定结果，分析患者存在的主要问题，结合患者的期望值，制订康复目标。

主要目标：改善局部血液循环，减轻面神经水肿，缓解神经卡压，促进神经功能恢复。

（三）面神经炎患者的康复计划（见表7-2）

表7-2　面神经炎康复计划

康复治疗分期	康复治疗项目	
早期（急性期）改善面部血液循环，消炎消肿	药物疗法	消肿：肾上腺皮质激素（甲基强的松龙、泼尼松、地塞米松）等 抗病毒、营养神经：无环鸟苷（阿昔洛韦），糖皮质激素、维生素B等
	理疗	超短波、激光、药物离子导入、红外线、偏振光等
	健康教育	保持室内空气清新、注意休息、注意保暖、加强营养、避免精神刺激
中期（缓解期）恢复神经传导功能，加强表情肌训练	理疗	超短波、微波、红外线、药物离子导入、电体操疗法
	运动疗法	康复训练（主要围绕面部表情肌进行）：枕额肌额腹、眼轮匝肌、提上唇肌、提口角肌、口轮匝肌、下唇方肌等
	中医疗法	电针、水针、皮内针、皮肤针（穴位自拟）：迎香、阳白、太白、地仓等 中药治疗：牵正散、补阳还五汤 推拿、按摩
	健康教育	健康生活方式、多运动、勤锻炼、注意保暖
后期（后遗症期）矫正异常畸形	理疗	低频、中频、热疗等（缓解疼痛、降低肌张力）
	其他	手术矫正畸形：面神经－舌下神经，或者面神经－副神经吻合术
	健康教育	健康生活方式、多运动、勤锻炼

三、病例分析

请根据病例进行讨论，思考以下问题，并制订康复治疗方案。

1.该患者可能存在哪些功能障碍？

2.应该进行哪些评定？

3.需要进行哪些治疗？

参考答案7

四、健康宣教

1. 增强体质，寒冷季节注意颜面及耳后部位保暖，避免头朝风口、窗隙久坐或睡眠，以防发病或复发。

2. 由于眼睑闭合不全或不能闭合，角膜长期外露，易导致眼内感染，损害角膜，因此减少用眼动作。在睡觉或外出时应佩戴眼罩或有色眼镜，并用抗生素滴眼、眼膏涂眼，以保护角膜及预防眼部感染。

3. 指导患者掌握按摩眼部及面肌功能训练的方法，坚持每天数次眼周、面部的按摩。

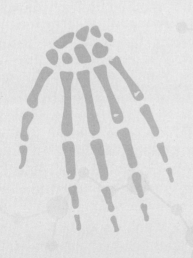

第二篇

骨骼肌肉系统疾病康复

实训 8 骨折康复

一、病例导入

患者，男性，43 岁，于 7 天前发生车祸受伤，全身多处疼痛，急送医院骨科就诊，检查示右侧肱骨远端骨折、股骨干骨折。经住院手术治疗后生命体征平稳，右侧肢体功能受限，遂转入康复科治疗。

二、知识回顾

（一）骨折患者的评定（见表 8-1）

表 8-1 骨折评定项目

评定方向	评定项目
基本资料	病史资料 利手（通过问诊方式获取）
认知功能障碍	精神状态（GCS、MMSE）
运动功能障碍	关节活动度（ROM） 肌力（MMT） 平衡、步态
感觉障碍	疼痛（VAS） 躯体感觉（深、浅及复合感觉）
心理功能障碍	焦虑（汉密尔顿焦虑量表） 抑郁（汉密尔顿抑郁量表）
其他	骨折愈合情况 肢体长度及周径 心肺功能 畸形、局部肿胀

续表

评定方向	评定项目
日常生活活动能力	患者日常生活活动能力（改良Barthel指数）：穿衣、进食、修饰、如厕、转移
社会参与能力	社会参与能力
环境	环境评估
患者期望值	患者期望恢复到什么程度（通过询问获取）

（二）骨折患者的康复目标

骨折患者经过正确的临床治疗和积极的康复治疗，大多数可以完全复原。但是，由于种种原因，也有少数患者不可能完全复原。这就要求医务工作者在其功能康复时注意主要目标，应尽最大可能恢复患肢的主要功能。

1.上肢主要目标：恢复上肢关节的活动范围，增加肌力和恢复手的正常功能，从而重新获得日常生活和工作能力。

2.下肢主要目标：下肢的主要功能是负重、平衡和行走，要求各关节保持充分稳定，能够负重，而且要有一定的活动度。

（三）骨折患者的康复计划（见表8-2）

表8-2　骨折康复计划

康复治疗分期		康复治疗项目
愈合期（Ⅰ期）	物理因子疗法	温热疗法、低频磁疗、超声波疗法等（改善肢体血液循环、促进肿胀消退）
	作业疗法	抬高患肢（改善肢体血液循环、促进肿胀消退）
	运动疗法	主动运动、持续被动关节活动、健肢与躯干的正常活动
恢复期（Ⅱ期）	物理因子疗法	温热疗法、紫外线、超声波、音频电疗
	作业疗法	日常生活活动能力训练 辅助器具代偿使用：拐杖

续表

康复治疗分期	康复治疗项目	
恢复期 （Ⅱ期）	运动疗法	主动运动、主动和助力运动、关节松动术、牵张训练、步态训练
	中医疗法	推拿、按摩、针灸

三、病例分析

请根据病例进行讨论，思考以下问题，并制订康复治疗方案。

1. 该患者下肢存在哪些功能障碍？

2. 应该进行哪些评定？

3. 需要进行哪些治疗？

参考答案8

四、健康宣教

1. 注意适当休息，避免重体力劳动和剧烈运动。

2. 继续给予营养丰富、清淡、易消化、含钙丰富的饮食，多喝牛奶，牛奶富含钙、磷、钾，所含蛋白质和钙易于吸收，是骨折患者较好的饮食。

3. 戒烟酒、浓茶。

4. 稳定患者情绪，避免不良刺激。

5. 嘱患者注意加强功能锻炼，活动应循序渐进，活动范围逐渐增大。

6. 嘱患者遵医嘱术后 1 个月复查，如有不适及时就诊。

实训 9　颈椎病康复

一、病例导入

患者，女性，36 岁，前一晚加班批阅作业，晨起自觉颈部僵硬、疼痛、转动不便，向右旋转时疼痛加剧，无手麻、乏力等症状，遂来院就诊。患者从事教师工作，平时劳累后颈部偶有不适症状，休息后可缓解。颈椎 X 线片示生理曲度存在，颈椎 $C_2 \sim C_3$ 序列欠齐，$C_3 \sim C_4$ 椎间小关节异常，椎间隙无狭窄。患者自发病以来一般情况可，食欲正常，大小便正常，夜间睡眠正常，体重无明显变化。

二、知识回顾

（一）颈椎病患者的评定（见表 9-1）

表 9-1　颈椎病评定项目

评定方向	评定项目
基本资料	病史资料 职业、生活习惯（通过问诊方式获取）
生理功能障碍	肌力（MMT） 躯体感觉（深、浅及复合感觉） 关节活动度（ROM） 颈椎病特殊检查 疼痛
心理功能障碍	焦虑（汉密尔顿焦虑量表） 抑郁（汉密尔顿抑郁量表）
日常生活活动能力	患者日常生活活动能力（改良 Barthel 指数）：穿衣、进食、修饰、如厕、转移
社会参与能力	社会参与能力

（二）颈椎病患者的康复目标

依据评定结果，分析患者存在的主要问题，结合患者的期望值，制订康复目标。

1.短期目标：减轻患者的疼痛。

2.长期目标：预防复发，提高生活质量。

（三）颈椎病患者的康复计划（见表9-2）

表 9-2　颈椎病康复计划

康复治疗项目	
理疗	电疗、磁疗、热疗
作业疗法	上肢功能恢复训练（活动自拟）：滚筒训练、肩抬举训练、体操棒等
运动疗法	肌力训练（活动自拟）：牵引等
中医疗法	针灸（穴位自拟）：肩髃、肩髎、合谷、曲池、手三里等 推拿、按摩 八段锦、太极拳
健康教育	更换合适的枕头 医疗体操 健康生活方式（避免长期伏案工作，注意颈部保暖）、多运动、勤锻炼

三、病例分析

请根据病例进行讨论，思考以下问题，并制订康复治疗方案。

1.该患者可能存在哪些功能障碍？

2.应该进行哪些评定?

3.需要进行哪些治疗?

参考答案9

四、健康宣教

1.养成良好的用颈习惯。尤其是"上班族""手机党",长期低头容易导致颈椎曲度变直,诱发椎间盘退变。长期伏案工作间隙应适当活动颈椎,减少低头时间。

2.加强颈背部肌肉锻炼。多数颈部疼痛是由肌肉过度使用所诱发,加强颈背部肌肉锻炼可缓解绝大多数疼痛,建议的锻炼项目有游泳、引体向上等。

3.别再相信"高枕无忧"。枕头高度以8～15厘米为宜,且应选择符合颈椎生理曲度的枕头,即中间低、两边高的"元宝形"枕头。

4.注意保暖。别让颈椎受凉,尤其是冬天。

颈椎、腰椎
医疗体操

实训10 腰椎间盘突出症康复

一、病例导入

患者，男性，62岁，3年前无明显诱因感到下腰部酸痛，活动后略减轻。1个月前自觉下腰部酸胀沉重，疼痛向左下肢后侧放射至小腿，足背外侧麻木感，左下肢无力。体格检查：腰部屈伸受限，步态不稳，左下肢跛行。$L_4 \sim S_1$ 棘突旁压痛，左侧较明显。腰椎 MRI 检查示 $L_5 \sim S_1$、$L_{4\sim5}$ 椎间盘信号减弱，$L_5 \sim S_1$ 间盘突出，突出周围组织水肿，硬膜囊有缺损，$L_{4\sim5}$ 间盘膨出，椎管轻度狭窄。

二、知识回顾

（一）腰椎间盘突出症患者的评定（见表10-1）

表 10-1　腰椎间盘突出症评定项目

评定方向	评定项目
基本资料	病史资料 职业、生活习惯（通过问诊方式获取）
生理功能障碍	肌力（MMT） 躯体感觉（深、浅及复合感觉） 关节活动度（ROM） 腰椎病特殊检查 疼痛 步态、平衡
心理功能障碍	焦虑（汉密尔顿焦虑量表） 抑郁（汉密尔顿抑郁量表）

续表

评定方向	评定项目
日常生活活动能力	患者日常生活活动能力（改良 Barthel 指数）：穿衣、进食、修饰、如厕、转移
社会参与能力	社会参与能力

（二）腰椎间盘突出症患者的康复目标

依据评定结果，分析患者存在的主要问题，结合患者的期望值，制订康复目标。

1.短期目标：减轻患者的疼痛。

2.长期目标：预防复发，提高生活质量。

（三）腰椎间盘突出症患者的康复计划（见表 10-2）

表 10-2　腰椎间盘突出症康复计划

康复治疗项目	
理疗	超短波、短波、微波、红外线、磁疗、直流电离子导入法
作业疗法	活动自拟
运动疗法	肌力训练（活动自拟）：牵引等
中医疗法	针灸（穴位自拟）：腰夹脊、环跳、委中、足三里、承山、昆仑、悬钟等 推拿、按摩 八段锦、太极拳
健康教育	纠正不良体位、姿势 医疗体操 健康生活方式（避免久坐、久站等）、多运动、勤锻炼

三、病例分析

请根据病例进行讨论，思考以下问题，并制订康复治疗方案。

1.该患者可能存在哪些功能障碍？

2.应该进行哪些评定？

3.需要进行哪些治疗？

参考答案10

四、健康宣教

1.纠正不良体位、姿势。纠正不良的读写工作姿势，避免长时间维持同一姿势，尤其是久坐。如必须久坐时应以靠垫支撑，并使用高背座椅，且坐姿应端正。站立时应保持适当的腰椎前弯，久站应该经常换脚或者利用踏脚凳调整重心。卧床休息时宜选用硬板床。

2.劳逸结合，注意保护。确需长期弯腰或伏案工作者，可通过不断调整坐椅及桌面高度来改变坐姿；注意自我调节，尽量避免长期做反复固定动作；避免脊柱过载，以免促使和加速退变；坚持工间操，使疲劳的肌肉得以恢复。

3.加强身体锻炼，提高身体素质。适当运动可以改善并预防腰椎间盘突出症的症状。如游泳、步行、慢跑等运动，可以锻炼腰背部肌肉，防止劳损，减少腰椎间盘突出症的发生。但有脊椎及腰部疾病者应避免进行激烈运动，运动时可在鞋内放置弹性鞋垫以减少轴向震动，宜在专业人员指导下进行相关运动。

4.养成良好的生活习惯。戒烟戒酒，低盐低脂饮食，注意腰部保暖，可佩戴腰围。

颈椎、腰椎
医疗体操

实训 11　肩周炎康复

一、病例导入

　　患者，女性，52岁，2个月前无明显诱因发生右肩疼痛并逐渐加重，活动极度受限，右手不能梳头，不能前屈、外旋、外展，活动剧痛难忍。体格检查：痛苦面容，活动受限，右肱二头肌长头腱附着处压痛明显，喙突下压痛明显，斜方肌有压痛。诊断为右肩周炎。

二、知识回顾

（一）肩周炎患者的评定（见表 11-1）

表 11-1　肩周炎评定项目

评定方向	评定项目
基本资料	病史资料 利手（通过问诊方式获取）
生理功能障碍	疼痛（VAS） 关节活动度（ROM） 肌力（MMT） 协调（指鼻试验等） 肩部特殊检查（搭肩试验、疼痛弧试验）
心理功能障碍	焦虑（汉密尔顿焦虑量表） 抑郁（汉密尔顿抑郁量表）
日常生活活动能力	患者日常生活活动能力（改良 Barthel 指数）：穿衣、进食、修饰、如厕、转移
社会参与能力	社会参与能力
环境	环境评估
患者期望值	患者期望恢复到什么程度（通过询问获取）

（二）肩周炎患者的康复目标

依据评定结果，分析患者存在的主要问题，结合患者的期望值，制订康复目标。

1.短期目标：缓解关节疼痛，改善关节功能。

2.长期目标：增强肩关节周围肌肉肌力及关节运动灵活度、协调性，改善社会参与能力，回归工作岗位。

（三）肩周炎患者的康复计划（见表11-2）

表 11-2　肩周炎康复计划

康复治疗项目	
理疗	电疗、磁疗、蜡疗
作业疗法	上肢功能恢复训练（活动自拟）：滚筒训练、肩抬举、体操棒、手指阶梯等
运动疗法	关节活动度训练（增加肩关节活动度）：肩前屈运动、肩外展运动等 肌力训练（上肢肌力训练，活动自拟） 关节松动：肩关节、锁骨及胸椎关节松动 牵伸：内旋内收肌群牵伸 肩胛稳定训练、胸椎灵活性训练等
心理疗法	心理支持 心理疏导
中医疗法	针灸（穴位自拟）：肩髃、肩髎、合谷、曲池、手三里等 推拿、按摩 八段锦、太极拳
健康教育	健康生活方式、多运动、勤锻炼

三、病例分析

请根据病例进行讨论，思考以下问题，并制订康复治疗方案。

1.该患者可能存在哪些功能障碍？

2.应该进行哪些评定?

3.需要进行哪些治疗?

参考答案 11

四、健康宣教

1. 改善患者生活方式，戒烟酒，适度运动，控制体重。

2. 注意肩关节局部保暖，随气候变化增减衣服，避免受寒和久居潮湿之地。

3. 注意休息，避免过度劳累，尤其避免提重物。

4. 急性期不宜做肩关节的主动活动，可采取热敷、拔火罐、轻手法推拿、按摩等方法综合治疗，注意热敷时不要烫伤。

5. 注意加强营养，尤其一些老年肩周炎患者，更要注意补充钙质，如牛奶、鸡蛋、豆制品等，或口服钙剂。

6. 让患者尽可能使用患侧上肢进行日常生活活动，如穿脱衣服、梳头、洗脸等动作，以增强患侧肩关节的运动功能。

实训 12 关节炎康复

一、病例导入

患者，女性，50岁，10年前不明原因下自觉在上下楼梯或下蹲时两膝酸痛，后日益加重，晨起时感膝关节僵硬，左膝明显，行走困难，时有跛行，夜间也常有疼痛。行走时膝关节内有摩擦感。体格检查：髌下脂肪垫挤夹综合征（＋），研磨试验（＋），髌上囊压痛，股外侧肌腱与髌骨外侧附着点压痛（＋）。X线示双膝关节间隙变窄，胫骨平台密度增高，髌骨下缘以及胫骨内、外侧缘轻度增生。门诊以"膝关节炎"收治入院。

二、知识回顾

（一）关节炎患者的评定（见表 12-1）

表 12-1　关节炎评定项目

评定方向	评定项目
基本资料	病史资料 利手（通过询问方式获取）
生理功能障碍	疼痛（关节压痛） 关节活动度（ROM） 肢体维度和关节周径 肌力（MMT） 平衡、协调（视上下肢关节炎而定） 步态（视上下肢关节炎而定） 关节功能：Harris 髋关节功能评分、Hss 膝关节功能评分等
认知功能障碍	精神状态（GCS、MMSE）

续表

评定方向	评定项目
心理功能障碍	焦虑（汉密尔顿焦虑量表） 抑郁（汉密尔顿抑郁量表）
日常生活活动能力	患者日常生活活动能力（改良 Barthel 指数）：穿衣、进食、修饰、如厕
社会参与能力	社会参与能力
患者期望	患者期望恢复到什么程度（通过询问获取）

（二）关节炎患者的康复目标

依据评定结果，分析患者存在的主要问题，结合患者的期望值，制订康复目标。

1.短期目标：减轻疼痛，缓解症状，改善关节功能。

2.长期目标：增强关节周围肌肉肌力及关节灵活度、协调性，改善社会参与能力，回归家庭及社会。

（三）关节炎患者的康复计划（见表12-2）

表 12-2　关节炎康复计划

康复治疗项目	
理疗	电疗、磁疗、蜡疗、超声波等
作业疗法	上肢功能恢复训练（活动自拟）：滚筒训练、肩抬举、手指阶梯等（根据上述病例选择） 转移训练 感觉功能训练
运动疗法	增加关节活动度训练：肩前屈运动、肩外展运动等 肌力训练（上下肢肌力，活动自拟） 关节松动：肩关节、锁骨及髋部关节松动等 肌肉牵伸技术：内旋内收肌群牵伸 平衡、协调训练：由静态到动态的训练 站立、行走训练
辅助器具	矫形器、助行器、生活辅助器等

续表

康复治疗项目	
中医疗法	针灸（穴位自拟）：肩髃、肩髎、合谷、血海、足三里等 推拿、按摩 八段锦、太极拳
心理疗法	心理疏导 心理支持
健康教育	健康生活方式、多运动、勤锻炼 教会患者良肢位摆放

三、病例分析

请根据病例进行讨论，思考以下问题，并制订康复治疗方案。

1.该患者的主要功能障碍有哪些？

2.应该进行哪些评定？

3.需要进行哪些康复治疗？

参考答案 12

四、健康宣教

1. 尽量避免身体肥胖，以免增加各个关节负担。

2. 下肢关节注意走路和劳动姿势，避免长时间下蹲、坐和站，要经常变换姿势。

3. 关节遇到寒冷，血管收缩，加重疼痛，故在天气寒冷时要注意保暖，防止关节受凉。

4. 在饮食方面，多吃含蛋白质、钙质食品，如奶制品、豆制品、鱼虾、海带等。

5. 适度进行室内外体育锻炼，增强体质。

实训 13　关节置换术后康复

一、病例导入

患者，男，56 岁，于 20 余年前期感髋部不适，伴有跛行。2 个月前不慎跌倒，感左髋明显疼痛，左腿不能站立，不能行走，治疗半个月后疼痛缓解，但跛行加长，且晨起时左髋部僵硬。诊断以"左髋先天髋臼发育不良骨关节炎"收治入院。左髋先天性发育不良，左髋关节炎，3 天前行左髋关节腔清理、股骨头颈切除、人工全髋关节置换术。切口引流量 24 小时内小于 50 mL 后拔出引流管。

二、知识回顾

（一）关节置换术后的评定（见表 13-1）

表 13-1　关节置换术后评定项目

评定方向	评定项目
基本资料	病史资料
术后情况	伤口愈合情况 局部肿胀
运动功能障碍	关节活动度（ROM） 肌力（MMT） 平衡、协调（简易三级、轮替试验、指鼻试验等） 步态
感觉障碍	疼痛（VAS） 患肢感觉（深、浅及复合感觉）
日常生活活动能力	日常生活活动能力（改良 Barthel 指数）：穿衣、进食、修饰、如厕、转移

续表

评定方向	评定项目
心理功能障碍	焦虑（汉密尔顿焦虑量表） 抑郁（汉密尔顿抑郁量表）
社会参与能力	社会参与能力
环境	环境评估
患者期望值	患者期望恢复到什么程度（通过询问获取）

（二）关节置换术后的康复目标

依据评定结果，分析患者存在的主要问题，结合患者的期望值，制订康复目标。

1. 短期目标：预防并发症，改善患者的功能障碍。

2. 长期目标：患者能实现生活自理，回归家庭，重返社会。

（三）关节置换术后的康复计划（见表13-2）

表13-2　关节置换术后康复计划

康复治疗分期	康复治疗项目	
术前康复教育	心理疏导	术前心理疏导
	健康教育	指导术前、术后注意事项 指导关节活动训练 指导术后呼吸训练 指导术后助行器使用
术后第一阶段 （术后第1周）	理疗	经皮神经电刺激等
	消肿	冰敷
	运动疗法	关节活动度训练、CPM 踝泵练习 肌力训练（股四头肌、腘绳肌、臀大肌、臀中肌等长收缩） 负重、站立训练：借助步行器进行站立 步行训练
	中医疗法	针灸（穴位自拟）

康复治疗分期	康复治疗项目	
术后第一阶段 （术后第 1 周）	健康教育	教会患者良肢位摆放：髋关节置换术髋关节外展中立位，外展30° 指导患者呼吸训练
术后第二阶段 （术后 2～6 周）	理疗	神经肌肉电刺激、生物反馈等
	运动疗法	关节活动度训练：主动运动 肌力训练（渐进抗阻）：股四头肌、腘绳肌、臀大肌、臀中肌等 降低肌张力训练 负重、行走训练：上下楼梯、功率自行车等 平衡训练
	作业疗法	ADL 训练
	中医疗法	针灸（穴位自拟） 推拿、按摩
术后第三阶段 （术后第 7～12 周）	理疗	低频、中频、热疗等（缓解疼痛、降低肌张力）
	运动疗法	关节活动度训练（主动关节） 肌力训练 负重训练：上下楼梯等 步行训练
	作业疗法	ADL 训练
	健康教育	维持康复锻炼

三、病例分析

请根据病例进行讨论，思考以下问题，并制订康复治疗方案。

1.该患者可能存在哪些功能障碍？

2.应该进行哪些评定?

3.需要进行哪些治疗?

参考答案 13

四、健康宣教

1.髋关节置换术注意事项。

（1）为防止术后关节脱位，术后 3 个月内，屈髋不超过 90°，术后 3 个月不能弯腰捡东西，避免坐过低的椅子、沙发、坐便器，避免下蹲取物、身体前倾穿鞋袜等。正确坐姿为保持身体直立，不前倾或弯腰。

（2）术后 6 个月内禁止髋内收、内旋，仰卧和侧卧时双膝间放枕头，保持髋关节处于外展或中立位。

（3）双脚不能交叉、跷二郎腿。

（4）上楼梯：先上健侧，再上患侧；下楼梯：先下患侧，再下健侧。

（5）避免跑步、跳跃等剧烈运动。

（6）定期复查。

2.膝关节置换术注意事项。

（1）术后 4 小时内拔引流管。

（2）尽早进行踝泵练习、下肢等长收缩训练。

（3）术后可穿戴加压弹力袜，预防下肢深静脉血栓。

（4）上楼梯：先上健侧，再上患侧；下楼梯：先下患侧，再下健侧。

实训 14　软组织损伤康复

一、病例导入

患者，男性，30岁，自述于入院3天前在家睡觉时被一醉酒男子（亲戚）用家中农具（铁锹把）击打左侧腰部，患者当时自觉腰部疼痛难忍，腰部活动受限，同时伴左下肢麻木与放射性疼痛，遂卧床休息，在当地私人诊所购买活血止痛类药物（具体药物与剂量不详）口服，疼痛症状稍有减轻，但活动仍受限，同时伴左下肢麻木、心悸症状。为进一步系统诊治，今日在家人陪同下来院治疗。门诊以"腰部软组织挫伤"收治入院，查腰椎正侧位DR示未见明显异常；骨盆正位DR示未见明显异常；腹部彩超示肝、胰、脾与双肾彩色血流未见明显异常；血尿常规未见明显异常。

二、知识回顾

（一）软组织损伤患者的评定（见表14-1）

表 14-1　软组织损伤评定项目

评定方向	评定项目
基本资料	病史资料
运动功能障碍	关节活动度（ROM） 肌力（MMT） 肢体维度
感觉障碍	疼痛（VAS） 躯体感觉（深、浅及复合感觉）
日常生活活动能力	患者日常生活活动能力（改良Barthel指数）：穿衣、进食、修饰、如厕等
其他	伤口愈合情况等

（二）分类

1.按时间分类。

（1）急性：病程在3周以内，主要由暴力损伤所致，包括扭伤、挫伤、牵拉伤、挥鞭样损伤。

（2）慢性：病程超过3周，多由姿势性劳损、工作性劳损、运动性劳损引发的继发损害，包括急性延误治疗变成慢性损伤。

2.按皮肤黏膜是否完整分类。

（1）急性闭合性损伤。

（2）开放性损伤。

（三）临床表现

1.全身表现：昏厥；休克；发热；血液及代谢变化，血沉加速；肾功能改变；感染。

2.局部表现：疼痛；肿胀；瘀斑；功能障碍；早期因疼痛致活动受限，或组织损伤，后期因形成瘢痕、局部粘连、骨化性肌炎、失用性萎缩致功能障碍。

3.合并骨折：局部明显骨折畸形，有假关节等表现。

（四）软组织损伤患者的康复目标

主要目标：依据不同部位、不同性质的损伤，拟订个体化的康复计划，最大限度地保全组织和器官的完整性，使组织器官修复和愈合，恢复生理功能和运动能力。

（五）软组织损伤患者的康复计划（见表14-2）

表14-2　软组织损伤康复计划

康复治疗目的	康复治疗项目	
消炎、镇痛、恢复功能	急性损伤	短波或超短波：无热量 毫米波：$1 \sim 5 \, mW/cm^2$ 磁疗法：静磁、脉冲磁或旋磁 紫外线照射：弱红斑量照射等 蜡疗
	亚急性、慢性损伤	红外线 蜡疗：浸蜡法或蜡饼法 高频电疗：微热或温热量 超声波：水下法或直接接触法，小剂量或中剂量 低频或中频电疗

续表

康复治疗目的	康复治疗项目
消炎、镇痛、恢复功能	中医疗法：针灸、推拿等
	恢复功能：增加关节活动范围，如牵伸练习、肌力训练等

三、病例分析

请根据病例进行讨论，思考以下问题，并制订康复治疗方案。

1. 该患者属于哪类损伤？

2. 应该进行哪些评定？

3. 需要进行哪些治疗？

参考答案14

四、健康宣教

1. 早期，即48～72小时，此期为炎症反应期，遵循PRICE原则。

2. 中期，即伤后72小时至7天，此期为肉芽形成期，表现为局部淤血、肿胀减轻、疼痛缓解。治疗原则：冷疗→热疗，保护休息→适当运动。

3. 后期：伤后7天以后，此期为组织愈合期，肿胀疼痛消失，但局部僵硬活动无力。治疗原则：在中期基础上，逐渐增加肌力、关节活动度及软组织的柔韧性、协调性训练。

4. 保持良好心态，患者和家属积极配合康复治疗。

实训 15　特发性脊柱侧凸康复

一、病例导入

患者，女，14岁，因"体检时发现其腰部畸形"收治入院。体格检查：腰椎明显左后凸畸形，腰肌紧张，稍压痛，轻叩痛，左右侧弯30°，旋转30°，骨盆向左侧抬高。

二、知识回顾

（一）基本情况

1. 病因：①遗传因素；②神经系统平衡功能失调；③神经内分泌功能异常；④生长不对称因素；⑤生物力学因素。

2. 分型：①婴儿型：3岁以下；②少年型：4～10岁；③青少年型：11～20岁。

3. 检查：①体格检查；②X线检查。

（二）特发性脊柱侧凸评定（见表15-1）

表 15-1　特发性脊柱侧凸评定项目

评定方向	评定项目
Cobb 角	Cobb 角的测量（评定脊柱侧凸程度最常用的标准方法）
脊柱旋转程度	在脊柱 X 线正片上，根据椎体椎弓根的位置可粗略判断脊柱的旋转程度
骨成熟度	骨成熟度直接关系到治疗方法的选择，也有助于确定保守治疗持续的时间

（三）特发性脊柱侧凸患者的康复目标

依据评定结果，分析患者存在的主要问题，结合患者的基本病史资料，制订康复目标。

主要目标：矫正脊柱侧弯且制止其进一步进展，恢复脊柱的生理弯曲，获得稳定，维持躯干平衡，改变外观畸形，尽可能减少融合范围，减轻或解除腰背部疼痛，最大限度地改善和维持心肺功能。

（四）特发性脊柱侧凸患者的康复计划（见表15-2）

表15-2　特发性脊柱侧凸康复计划

康复治疗项目	
姿势训练	骨盆倾斜训练 姿势对称性训练
运动疗法	矫正体操 不对称爬行 呼吸训练
矫形器治疗	适应证及穿戴（注意事项） 矫形器选择 定期复查
牵引治疗	略
侧方表面电刺激疗法	略
脊柱融合术后康复	略

三、病例分析

请根据病例进行讨论，思考以下问题，并制订康复治疗方案。

1.该患者是否需要手术治疗？为什么？

2.应该进行哪些评定？

3.需要进行哪些治疗？

参考答案 15

四、健康宣教

1. 站姿：挺胸收腹，避免弯腰驼背。

2. 坐姿：椅子有靠背，臀部紧靠椅背，使用护腰垫。

3. 睡姿：睡硬板床，使用合适的枕头，避免睡高枕，避免使用脸朝下的趴睡姿势。

4. 半年内避免做剧烈运动及重体力劳动，避免单侧用力。

5. 支具佩戴 3 ~ 6 个月，不做弯腰、负重动作。

6. 加强锻炼，增强体质。

7. 保持良好心态，患者和家属积极配合康复治疗。

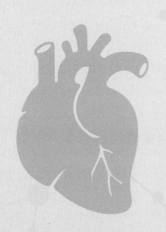

第三篇

心肺疾病康复

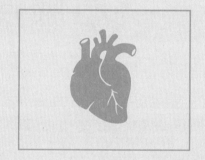

实训 16 冠心病康复

一、病例导入

患者，女，53 岁，于年前上楼（从 2 层到 3 层）出现喘气，胸部憋闷不适，持续 2 ～ 3 分钟，休息后可自行缓解。患者述半年前渐加重，上一层楼时就出现喘气憋闷伴胸痛（胸骨后疼痛，为持续性绞痛），含服速效救心丸 3 ～ 5 分钟可缓解。于 10 余天前自觉症状加重，稍活动走平路时就觉胸闷憋气，含服速效救心丸需很长时间方能缓解，严重时说话就觉胸口憋闷，气接不上来。期间偶有夜间憋醒。5 年前发现高血压，最高达 170 / 100 mmHg，曾患高血脂，自述治疗已正常。临床诊断为冠心病，经住院治疗后有所好转，后转入康复科治疗。

二、知识回顾

（一）冠心病患者的评定（见表 16-1）

表 16-1 冠心病评定项目

评定方向	评定项目
基本资料	病史资料
心功能	美国纽约心脏病学会心功能分级（NYHA） 心电运动试验 6 分钟步行试验
呼吸功能	肺容量、肺通气功能
心理功能障碍	焦虑（汉密尔顿焦虑量表） 抑郁（汉密尔顿抑郁量表）

续表

评定方向	评定项目
日常生活活动能力	患者日常生活活动能力（改良Barthel指数）：穿衣、进食、修饰、如厕、转移
社会参与能力	社会参与能力
环境	环境评估
患者期望值	患者期望恢复到什么程度（通过询问获取）

（二）冠心病患者的康复目标（见表16-2）

表 16-2　冠心病康复目标

康复治疗分期	康复目标
Ⅰ期	通过适当活动，减少绝对卧床休息的不利影响
Ⅱ期	逐步恢复一般日常生活活动能力，包括轻度家务劳动、娱乐活动等
Ⅲ期	巩固Ⅱ期康复成果，控制危险因素 改善或提高体力活动能力和心血管功能，恢复发病前的生活和工作状态

（三）冠心病患者的康复计划（见表16-3）

表 16-3　冠心病康复计划

康复治疗项目		
Ⅰ期	可耐受的日常活动	床上活动 呼吸训练 坐位训练 步行训练 排便训练 上楼
	健康教育	进行医学常识教育，使其理解冠心病的发病特点、注意事项和预防再次发作的方法。特别强调戒烟、低脂低盐饮食、规律生活、个性修养等

续表

康复治疗项目		
Ⅱ期	运动疗法	主要进行室内外散步、医疗体操（降压舒心操、太极拳等）、气功（以静功为主）
	作业疗法	家庭卫生、厨房活动、园艺活动或在邻近区域购物、作业训练等
Ⅲ期	运动疗法	有氧训练、力量训练、医疗体操、气功等
	作业疗法	日常生活活动能力训练、作业训练

表 16-4 冠心病Ⅰ期康复日常活动参考

日常活动	步骤						
	1	2	3	4	5	6	7
冠心病知识宣教	＋	＋	＋	＋	＋	＋	＋
腹式呼吸	10分钟	20分钟	30分钟	30分钟×2	－	－	－
腕踝动（不抗阻）	10次	20次	30次	30次×2	－	－	－
腕踝动（抗阻）	－	10次	20次	30次	30次×2	－	－
膝肘动（不抗阻）	－	－	10次	20次	30次	30次×2	－
膝肘动（抗阻）	－	－	－	10次	20次	30次	30次×2
自己进食	－	－	帮助	独立	独立	独立	独立

续表

日常活动	步　骤						
	1	2	3	4	5	6	7
自己洗漱	-	-	帮助	帮助	独立	独立	独立
坐厕	-	-	帮助	帮助	独立	独立	独立
床上靠坐	5分钟	10分钟	20分钟	30分钟	30分钟×2	-	-
床上不靠坐	-	5分钟	10分钟	20分钟	30分钟	30分钟×2	-
床边坐（有依托）	-	-	5分钟	10分钟	20分钟	30分钟	30分钟×2
床边坐（无依托）	-	-	-	5分钟	10分钟	20分钟	30分钟
站（有依托）	-	-	5分钟	10分钟	20分钟	30分钟	-
站（无依托）	-	-	-	5分钟	10分钟	20分钟	30分钟
床边行走	-	-	-	5分钟	10分钟	20分钟	30分钟
走廊行走	-	-	-	-	5分钟	10分钟	20分钟
下一层楼	-	-	-	-	-	1次	2次
上一层楼	-	-	-	-	-	-	1～2次

三、病例分析

请根据病例进行讨论，思考以下问题，并制订康复治疗方案。

1.该患者可能存在哪些功能障碍？

2.应该进行哪些评定?

3.需要进行哪些治疗?

参考答案 16

四、健康宣教

1. 保持良好的生活方式，戒烟酒，低盐低脂饮食。

2. 保持心情愉悦，避免压力过大、经常紧张。

3. 坚持锻炼身体，每天进行 30 分钟以上的运动或保健操，生活作息规律。

实训 17 慢性阻塞性肺疾病康复

一、病例导入

患者，男性，64岁，咳嗽、咳痰、喘息30余年，活动后气促10余年，下肢水肿1周，30年来每年冬季咳嗽、咳痰、喘息，持续3～4个月，经抗感染及平喘治疗后症状有所缓解。近日常夜间发作，呼吸困难，坐起后可有所减轻，体重无明显变化。否认高血压、心脏病、结核病、糖尿病、肝病等病史，吸烟40年，每日20支。经查，双肺叩诊过清音，双肺呼吸音弱，呼气延长，双肺散在哮鸣音，肺底部可闻及少许湿性啰音。结合症状诊断为慢性阻塞性肺疾病，经住院治疗后有所好转，后转入康复科治疗。

二、知识回顾

（一）慢性阻塞性肺疾病患者的评定（见表17-1）

表 17-1 慢性阻塞性肺疾病评定项目

评定方向	评定项目
基本资料	病史资料
身体结构与功能	症状：呼吸困难指数 肺功能：第1秒用力呼气量、肺总量、肺活量、功能余气量等 运动功能：心功能分级、6分钟步行试验、活动平板等 呼吸肌功能：呼吸肌肌力测定、呼吸肌耐力测定 急性加重风险 合并症评估 慢性阻塞性肺疾病（COPD）综合评估

续表

评定方向	评定项目
心理功能障碍	焦虑（汉密尔顿焦虑量表） 抑郁（汉密尔顿抑郁量表）
日常生活活动能力	根据患者在日常生活活动中出现气短的情况进行分级
社会参与能力	社会参与能力
患者期望值	患者期望恢复到什么程度（通过询问获取）

（二）慢性阻塞性肺疾病患者的康复目标

依据评定结果，分析患者存在的主要问题，结合患者的期望值，制订治疗目标。

1. 提高机体能力储备，改善或维持体力，增强运动耐力。

2. 纠正病理性呼吸模式，增加最大肺通气量和潮气量，改善肺通气功能。

3. 改善和促进痰液排出。

4. 提高机体免疫力，改善全身状况。

5. 改善心理状况，缓解焦虑、抑郁等心理障碍。

（三）慢性阻塞性肺疾病患者的康复计划（见表17-2）

表 17-2　慢性阻塞性肺疾病康复计划

康复治疗项目	
呼吸训练	重建腹式呼吸模式：放松、暗示呼吸、缓慢呼吸 缩唇呼气法 膈肌体外反搏呼吸法
姿势训练	增加一侧胸廓活动 活动上胸及牵张胸大肌 活动上胸及肩带 纠正头前倾和驼背姿势
排痰训练	体位引流 肺部叩击、震颤 咳嗽训练

续表

康复治疗项目	
运动训练	上肢训练：上肢功率车、提重物训练 下肢训练：有氧训练法、活动平板或功率车运动试验 呼吸肌训练：吸气训练、呼气训练
物理因子疗法	超短波治疗 超声雾化治疗
中医疗法	太极拳、八段锦、五禽戏 按摩、针灸、拔火罐
自然疗法	日光浴、冷水浴
日常生活指导	能量节省技术、营养均衡
心理行为矫正	放松肌肉、减压、控制惊慌
健康教育	正确及安全使用氧气 预防感冒 戒烟

三、病例分析

请根据病例进行讨论，思考以下问题，并制订康复治疗方案。

1.该患者可能存在哪些功能障碍？

2.应该进行哪些评定？

3.需要进行哪些治疗？

参考答案17

四、健康宣教

1. 教会患者家属或护工正确及安全使用氧气。

2. 改善生活方式：戒烟酒，低盐低脂饮食；适度锻炼；控制体重。

3. 定期随访血压、血脂、血糖和肺功能等。

4. 在耐受范围内多活动。

5. 预防感冒等影响肺部的疾病。

6. 保持良好心态，患者和家属积极配合康复治疗。

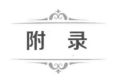

附　录

附录1　实训报告

实训报告

实训名称			
实训地点			
实训时间			
学生姓名		班　级	
同组学生			
实训过程			
实训结论			
教师评语			

附录2 人体六大关节正常活动度

关　节	活动度	关　节	活动度
肩关节：		髋关节：	
前屈	0°～170°/180°	屈曲	0°～125°
后伸	0°～60°	伸展	0°～15°/30°
外展	0°～180°	内收	0°～35°
内旋	0°～70°	外展	0°～45°
外旋	0°～90°	内旋	0°～45°
水平外展	0°～40°	外旋	0°～45°
水平内收	0°～130°		
肘关节：		膝关节：	
屈曲	0°～150°	屈曲	0°～135°
前臂旋前	0°～80°/90°	伸展	0°～10°
前臂旋后	0°～80°/90°		
腕关节：		踝关节：	
掌屈	0°～80°	背屈	0°～20°
背伸	0°～70°	跖屈	0°～45°/50°
尺偏	0°～30°	内翻	0°～35°
桡偏	0°～20°	外翻	0°～25°

附录3 主要关节活动度测量方法

关节	运动	受检者体位	轴　心	固定臂	移动臂	正常值
肩关节	前屈	坐位、立位或仰卧位，上肢置于体侧，肘伸展	肩峰	与腋中线平行	与肱骨纵轴平行	0°～180°
	后伸	坐位、立位或俯卧位，上肢置于体侧，肘伸展				0°～60°

续表

关节	运动	受检者体位	轴 心	固定臂	移动臂	正常值
肩关节	外展	坐位、立位或仰卧位，肱骨处于外旋位	肩峰前部	与躯干平行	与肱骨纵轴平行	0°~180°
	水平内收	坐位，肩外展90°，肘伸展，掌心朝下	肩峰	与肩峰至头颈的连线平行	与肱骨纵轴平行	0°~130°
	水平外展					0°~40°
	内旋	坐位或仰卧位，肩外展90°，肘屈曲90°，前臂中立位	尺骨鹰嘴	与地面垂直	与前臂中线平行	0°~70°
	外旋					0°~90°
肘关节前臂	屈曲	站位、坐位或仰卧位，肱骨紧靠躯干，前臂旋后	肱骨外上髁	与肱骨纵轴平行	与前臂中线平行	0°~150°
	前臂旋前	站位、坐位或仰卧位，肱骨紧靠躯干，前臂中立位，手握笔杆	第三掌骨头	与地面垂直	与笔杆平行	0°~90°
	前臂旋后					0°~90°
腕关节	掌屈	坐位，前臂旋后放于桌面，腕关节中立位	尺骨茎突	与尺骨长轴平行	与第五掌骨长轴平行	0°~80°
	背伸	坐位，前臂旋前放于桌面，腕关节中立位				0°~70°
	桡偏	坐位，前臂旋前，掌心朝下放于桌面	桡骨茎突和尺骨茎突连线的中点	与前臂中线平行	与第三掌骨平行	0°~30°
	尺偏					0°~20°
髋关节	前屈	仰卧位，髋、膝关节伸展	股骨大转子	与躯干腋中线平行	与股骨长轴平行	0°~125°
	后伸	俯卧位，髋膝中立位				0°~15°/30°
	外展	仰卧位	髂前上棘	与两髂前上棘连线平行	与股骨长轴平行	0°~45°
	内收					0°~35°
	内旋	坐位，屈髋屈膝90°	髌骨下缘	与地面垂直	与胫骨长轴平行	0°~45°
	外旋					0°~45°

续表

关节	运动	受检者体位	轴　心	固定臂	移动臂	正常值
踝关节	屈曲	俯卧位，髋、膝关节伸展	股骨外侧髁	与股骨纵轴平行	与腓骨长轴平行	0°～135°
	跖屈	仰卧位或坐位，坐位时膝关节屈曲90°，踝关节中立位	腓骨纵轴与第五跖骨延长线交点	与腓骨长轴平行	与第五跖骨长轴平行	0°～45°
	背伸					0°～20°
	内翻	仰卧位或坐位，坐位时膝关节屈曲90°，踝关节中立位	位于邻近跟骨的外侧面	胫骨长轴	与足跟的跖面平行	0°～35°
	外翻		位于跖趾关节内侧面的中点		与足底的跖面平行	0°～25°

附录4　主要肌肉的徒手肌力评定方法

一、上肢主要肌肉的徒手肌力评定方法

关节运动	主动肌	固定位置	评定方法
肩关节前屈	三角肌前部纤维	肩胛骨	抗重力体位：坐位 3级：一手固定肩胛骨，嘱患者做肩前屈活动，能完成全范围活动 4级：一手固定肩胛骨，另一只手施加阻力在上臂远端前方，嘱患者做肩前屈运动，能抗中等阻力完成 5级：方法同4级，能抗大阻力完成 减重体位：侧卧位，上肢置于光滑平板上 2级：固定肩胛骨，嘱患者做肩前屈活动，能完成全范围运动 1级：嘱患者做肩前屈活动，不能完成肩前屈运动，可触及肌肉收缩 0级：嘱患者做肩前屈活动，未触及肌肉收缩

关节运动	主动肌	固定位置	评定方法
肩关节后伸	三角肌后部纤维	肩胛骨	抗重力体位：坐位或俯卧位 3级：一手固定肩胛骨，嘱患者做肩后伸活动，能完成全范围活动 4级：一手固定肩胛骨，另一只手施加阻力在上臂远端后方，嘱患者做肩后伸运动，能抗中等阻力完成 5级：方法同4级，能抗大阻力完成 减重体位：侧卧位，上肢置于光滑平板上 2级：固定肩胛骨，嘱患者做肩后伸活动，能完成全范围运动 1级：嘱患者做肩后伸活动，不能完成肩后伸运动，可触及肌肉收缩 0级：嘱患者做肩后伸活动，未触及肌肉收缩
肩关节外展	三角肌中部纤维、冈上肌	肩胛骨	抗重力体位：坐位 3级：一手固定肩胛骨，嘱患者做肩外展活动，能完成全范围活动 4级：一手固定肩胛骨，另一只手施加阻力在上臂远端外侧，嘱患者做肩外展运动，能抗中等阻力完成 5级：方法同4级，能抗大阻力完成 减重体位：仰卧位 2级：固定肩胛骨，嘱患者做肩外展活动，能完成全范围运动 1级：嘱患者做肩外展活动，不能完成肩外展运动，可触及肌肉收缩 0级：嘱患者做肩外展活动，未触及肌肉收缩
肩关节内旋	大圆肌、胸大肌	上臂远端	抗重力体位：俯卧位，肩外展90°，肘屈曲90°，前臂垂于床外 3级：一手固定上臂远端，嘱患者做肩内旋活动（即前臂朝足侧运动）/肩外旋活动（即前臂朝头侧运动），能完成全范围活动 4级：方法同上，另一只手施加阻力在前臂远端，能抗中等阻力完成 5级：方法同4级，能抗大阻力完成

续表

关节运动	主动肌	固定位置	评定方法
肩关节外旋	小圆肌、冈下肌	上臂远端	减重体位：俯卧位，整个上肢垂于床沿外 2级：固定上臂远端，嘱患者做肩内旋／外旋活动，能完成全范围运动 1级：嘱患者做肩内旋／外旋活动，不能完成运动，但可触及肌肉收缩 0级：嘱患者做肩内旋／外旋活动，未触及肌肉收缩
肘关节屈曲	肱二头肌	肩部	抗重力体位：仰卧位、坐位或站位，肘伸展，前臂旋后 3级：一手固定肩部，嘱患者做肘屈曲活动，能完成全范围活动 4级：一手固定肩部，另一只手施加阻力在前臂远端，能抗中等阻力完成 5级：方法同4级，能抗大阻力完成
			减重体位：坐位，肩前屈90°置于光滑平板上，前臂中立位 2级：固定肩部，嘱患者做肘屈曲活动，能完成全范围运动 1级：嘱患者做肘屈曲活动，不能完成运动，但可触及肌肉收缩 0级：嘱患者做肘屈曲活动，未触及肌肉收缩
肘关节伸展	肱三头肌	肩部	抗重力体位：俯卧位，肩外展90°，前臂垂于床沿外 3级：一手固定肩部，嘱患者做肘伸展活动，能完成全范围活动 4级：一手固定肩部，另一只手施加阻力在前臂远端，能抗中等阻力完成 5级：方法同4级，能抗大阻力完成
			减重体位：坐位，肩前屈90°，肘屈曲到最大置于光滑平板上，前臂中立位 2级：固定肩部，嘱患者做肘伸展活动，能完成全范围运动 1级：嘱患者做肘伸展活动，不能完成运动，但可触及肌肉收缩 0级：嘱患者做肘伸展活动，未触及肌肉收缩

续表

关节运动	主动肌	固定位置	评定方法
腕关节屈曲	桡侧腕屈肌、尺侧腕屈肌	前臂	抗重力体位：坐位，肩前屈90°置于光滑平板上，前臂旋后 3级：一手固定前臂，嘱患者做腕屈曲活动，能完成全范围活动 4级：一手固定前臂，另一只手施加阻力在掌指关节掌面，能抗中等阻力完成 5级：方法同4级，能抗大阻力完成
			减重体位：坐位，肩前屈90°置于光滑平板上，前臂中立位 2级：固定前臂，嘱患者做腕屈曲活动，能完成全范围运动 1级：嘱患者做腕屈曲活动，不能完成运动，但可触及肌肉收缩 0级：嘱患者做腕屈曲活动，未触及肌肉收缩
腕关节伸展	桡侧腕长伸肌、桡侧腕短伸肌、尺侧腕伸肌	前臂	抗重力体位：坐位，肩前屈90°置于光滑平板上，前臂旋前 3级：一手固定前臂，嘱患者做腕伸展活动，能完成全范围活动 4级：一手固定前臂，另一只手施加阻力在掌指关节掌面，嘱患者做腕伸展活动，能抗中等阻力完成 5级：方法同4级，能抗大阻力完成
			减重体位：坐位，肩前屈90°置于光滑平板上，前臂中立位 2级：固定前臂，嘱患者做腕伸展活动，能完成全范围运动 1级：嘱患者做腕伸展活动，不能完成运动，但可触及肌肉收缩 0级：嘱患者做腕伸展活动，未触及肌肉收缩

二、下肢主要肌肉的徒手肌力评定方法

关节运动	主动肌	固定位置	评定方法
髋关节前屈	髂腰肌（腰大肌和髂肌）	骨盆	抗重力体位：仰卧位 3级：一手固定骨盆，嘱患者做髋前屈活动，能完成全范围活动 4级：一手固定骨盆，另一只手施加阻力在股骨远端前方，嘱患者做髋前屈运动，能抗中等阻力完成 5级：方法同4级，能抗大阻力完成 减重体位：侧卧位，下肢置于光滑平板上 2级：固定骨盆，嘱患者做髋前屈活动，能完成全范围运动 1级：嘱患者做髋前屈活动，不能完成运动，可触及肌肉收缩 0级：嘱患者做髋前屈活动，未触及肌肉收缩
髋关节后伸	臀大肌	骨盆	抗重力体位：俯卧位 3级：一手固定骨盆，嘱患者做髋后伸活动，能完成全范围活动 4级：一手固定骨盆，另一只手施加阻力在股骨远端后方，嘱患者做髋后伸运动，能抗中等阻力完成 5级：方法同4级，能抗大阻力完成 减重体位：侧卧位，上肢置于光滑平板上 2级：固定骨盆，嘱患者做髋后伸活动，能完成全范围运动 1级：嘱患者做髋后伸活动，不能完成运动，可触及肌肉收缩 0级：嘱患者做髋后伸活动，未触及肌肉收缩
髋关节外展	臀中肌	骨盆	抗重力体位：侧卧位，被测关节在上 3级：一手固定骨盆，嘱患者做髋外展活动，能完成全范围活动 4级：一手固定骨盆，另一只手施加阻力在股骨远端外侧，嘱患者做髋外展运动，能抗中等阻力完成 5级：方法同4级，能抗大阻力完成

续表

关节运动	主动肌	固定位置	评定方法
髋关节外展	臀中肌	骨盆	减重体位：仰卧位 2 级：一手固定骨盆，嘱患者做髋外展活动，能完成全范围运动 1 级：嘱患者做髋外展活动，不能完成髋外展运动，可触及肌肉收缩 0 级：嘱患者做髋外展活动，未触及肌肉收缩
髋关节内收	内收肌群	骨盆	抗重力体位：侧卧位，被测关节在下 3 级：一手固定骨盆，嘱患者将健侧腿抬起，做髋内收活动，能完成全范围活动 4 级：一手固定骨盆，另一只手施加阻力在股骨远端内侧，嘱患者将健侧腿抬起，做髋内收运动，能抗中等阻力完成 5 级：方法同 4 级，能抗大阻力完成 减重体位：仰卧位，健侧腿外展至最大 2 级：一手固定骨盆，嘱患者做髋内收活动，能完成全范围运动 1 级：嘱患者做髋内收活动，不能完成，但可触及肌肉收缩 0 级：嘱患者做髋内收活动，未触及肌肉收缩
髋关节内旋	阔筋膜张肌、臀小肌	大腿远端	抗重力体位：端坐，小腿垂于床外 3 级：一手固定大腿远端，嘱患者做髋内旋活动（即小腿朝外运动）/肩外旋活动（即小腿朝内运动），能完成全范围活动 4 级：方法同上，施加阻力在大腿远端，抗中等阻力完成 5 级：方法同 4 级，能抗大阻力完成
髋关节外旋	臀大肌、梨状肌	大腿远端	减重体位：仰卧位，下肢伸直，髋中立位 2 级：嘱患者做髋内旋/外旋活动，能完成全范围运动 1 级：嘱患者做髋内旋/外旋活动，不能完成运动，但可触及肌肉收缩 0 级：嘱患者做髋内旋/外旋活动，未触及肌肉收缩

续表

关节运动	主动肌	固定位置	评定方法
膝关节屈曲	腘绳肌（半腱肌、半膜肌、股二头肌）	骨盆	抗重力体位：俯卧位 3级：一手固定骨盆，嘱患者做膝屈曲活动，能完成全范围活动 4级：一手固定骨盆，一只手施加阻力在小腿远端，抗中等阻力完成 5级：方法同4级，能抗大阻力完成 减重体位：侧卧位，被测下肢伸直置于光滑平板上 2级：固定大腿远端，嘱患者做膝屈曲活动，能完成全范围运动 1级：嘱患者做膝屈曲活动，不能完成运动，但可触及肌肉收缩 0级：嘱患者做膝屈曲活动，未触及肌肉收缩
膝关节伸展	股四头肌	大腿远端	抗重力体位：端坐，小腿垂于床沿外 3级：一手固定大腿远端，嘱患者做膝伸展活动，能完成全范围活动 4级：一手固定大腿远端，另一只手施加阻力在小腿远端前侧，能抗中等阻力完成 5级：方法同4级，能抗大阻力完成 减重体位：侧卧位，被测下肢膝关节全范围屈曲置于光滑平板上 2级：固定大腿远端，嘱患者做膝伸展活动，能完成全范围运动 1级：嘱患者做膝伸展活动，不能完成运动，但可触及肌肉收缩 0级：嘱患者做膝伸展活动，未触及肌肉收缩
踝关节跖屈	小腿三头肌（比目鱼肌、腓肠肌）	小腿远端	抗重力体位：俯卧位，足悬于床外 3级：一手固定小腿远端，嘱患者做踝跖屈活动，能完成全范围活动 4级：一手固定小腿远端，另一只手施加阻力在足底远端，嘱患者做踝跖屈活动，能抗中等阻力完成 5级：方法同4级，能抗大阻力完成

续表

关节运动	主动肌	固定位置	评定方法
踝关节跖屈	小腿三头肌（比目鱼肌、腓肠肌）	小腿远端	减重体位：侧卧位 2级：固定小腿远端，嘱患者做踝跖屈活动，能完成全范围运动 1级：嘱患者做踝跖屈活动，不能完成运动，但可触及肌肉收缩 0级：嘱患者做踝跖屈活动，未触及肌肉收缩
踝关节背伸	胫前肌	小腿远端	抗重力体位：端坐位，小腿垂于床外 3级：一手固定小腿远端，嘱患者做踝背伸活动，能完成全范围活动 4级：一手固定小腿远端，另一只手施加阻力在足背远端，嘱患者做踝背伸活动，能抗中等阻力完成 5级：方法同4级，能抗大阻力完成 减重体位：侧卧位 2级：固定小腿远端，嘱患者做踝背伸活动，能完成全范围运动 1级：嘱患者做踝背伸活动，不能完成运动，但可触及肌肉收缩 0级：嘱患者做踝背伸活动，未触及肌肉收缩

附录5 脑卒中病例

【病例一】 患者，男性，56岁，于2个月前无明显诱因感右侧肢体活动不利，伴头晕，无视物旋转，无恶心呕吐，送当地医院，当时测血压为200/100 mmHg，头颅CT示脑干、右侧丘脑、双侧基底节及左侧小脑梗塞灶及软化灶。住院经活血溶栓、降压等治疗，病情好转，但仍有右侧肢体活动不利，为求进一步康复，遂转入康复科进行治疗。

【病例二】 患者，男性，52岁，于某日无明显诱因下突然出现左侧口角流涎，言语不清，左上肢抬起困难，左下肢不能独自站立、步行，当时无意识障碍、无大小便失禁。现病情稳定但仍有左侧肢体活动不利，遂转入康复科进行治疗。临床诊断为脑梗死。

【病例三】 患者，男性，45岁，于半年前如厕时突发右侧肢体无力、呕吐、意识障碍，摔倒在地，约3小时后被发现，送至医院急诊，遂在全麻下行"开颅血肿清除术＋去骨瓣减压术"。病情渐稳定，意识恢复，言语不清，交流困难，大小便控制尚可。门诊以"脑出血（恢复期）"收住入院。

【病例四】 患者，女性，69岁，于某日早上6时许起床做早餐过程中突然出现左侧肢体乏力，1分钟后站立不稳倒地无法站起，左手也完全不能活动，当时无头晕、眼花、偏盲，无头痛、呕吐，无意识不清、二便失禁、抽搐，呼喊家人，发现其坐在地上、左口角下垂，急呼120送至医院急诊，头颅CT示右侧大脑脑出血，行"右侧基底节区脑出血血肿清除术＋去骨瓣减压术"。现神志清，可自主睁眼、伸舌，左侧肢体仍然活动不利，为进一步治疗，遂转入康复科。

附录6 脊髓损伤病例

【病例一】 患者，男性，34岁，于3个月前高处跌落致胸8椎体粉碎性骨折伴瘫痪，通过外科手术的第一阶段治疗后，病情稳定。遂转入康复科进行治疗。

【病例二】 患者，女性，45岁，于2个月前在家中做饭时不慎被壁挂式抽油烟机掉落砸伤，当时无法站立。急诊以"腰1椎体骨折，双下肢瘫痪不全"收治入院。经治疗，病情稳定后转入康复科进行治疗。

【病例三】 患者，男性，39岁，于1个月前骑摩托车与小轿车发生碰撞，随即送至医院检查，示腰3以下椎体粉碎性骨折。经治疗，病情稳定后转入康复科进行治疗。

附录7 骨折病例

【病例一】 患者，男性，25岁，因"跌伤致右小腿肿痛，活动不利5小时"，拟以"右胫腓骨骨折"收治入院。经2个月治疗后，右小腿活动不利，遂转入康复科进行治疗。

【病例二】 患者，男性，51岁，于入院前4小时因不慎摔倒，左手掌撑地，导致左手腕疼痛难忍、肿胀、活动明显受限，无神志不清、头痛呕吐、四肢抽搐、大小便失禁等，急诊予查左前臂X线示"1.左桡骨下段骨折，2.左下尺桡关节脱位"收治入院。左手腕肿胀、疼痛、活动受限。经1个月治疗后情况好转，但活动不利，遂转入康复科进行治疗。

【病例三】 患者，女性，45岁，3个月前上班途中不慎摔倒导致右侧肱骨干骨折，右侧上肢活动明显受限。经外科治疗后情况好转，但右侧肢体活动不利，遂转入康复科进行治疗。

【病例四】 患者，男性，69 岁，于 4 个月前某日早上 6 时许起床做早餐过程中被家中小狗绊倒，导致左侧股骨干及髌骨粉碎性骨折。经外科治疗后情况好转，但右侧肢体活动不利，遂转入康复科进行治疗。

附录8 颈肩腰腿痛病例

【病例一】 患者，女性，60 岁，自述近 1 个月来肩关节疼痛，右上肢不能做梳头动作，穿衣动作受限，近 1 周以来疼痛加剧，稍活动患肢疼痛剧烈难忍。门诊拟"肩周炎"收入康复科治疗。

【病例二】 患者，男性，46 岁，腰部疼痛 3 余年，加重伴左下肢放射性疼痛 1 周。门诊查 CT 示 $L_3 \sim L_4$、$L_5 \sim S_1$ 腰椎间盘突出，以"腰椎间盘突出"收入康复科治疗。

【病例三】 患者，男性，42 岁，腰部伴右侧下肢反复疼痛 2 年，加重 2 周，患者于 2 年前出现腰部及右侧下肢疼痛，呈酸胀样疼痛，以行走或站立时疼痛明显，卧位时疼痛明显缓解，翻身无明显困难，无明显麻木感，曾给予口服药物、物理治疗等治疗方式，疼痛有所缓解，后又反复发作。2 周前患者明显出现臀部到右侧下肢的放射性疼痛，以小腿外侧疼痛明显。体格检查：直腿抬高试验 20°（正常为 70° ~ 90°），门诊以"X线片示腰椎间盘突出"收入康复科治疗。

【病例四】 患者，女性，40 岁，长期沉肩低头工作，自述 5 个月前无明显诱因出现颈肩部疼痛，坐姿时症状明显，头部姿势改变时头晕不适，伴有左上肢麻木，可放射至左手拇指及食指，夜间卧姿时症状加重，影响睡眠，间断性口服"颈复康颗粒"，症状略有缓解，此后反复发作，遇劳加重，受凉后症状明显，未予重视。7 天前因劳累过度致各项症状明显加重，不能长时间保持坐姿，低头及头部转动时头晕明显，自觉天旋地转，甚或无法站立，左上肢时觉疼痛麻木，常甩动左侧手臂以缓解麻木不适感，夜间卧姿时症状明显加重，彻夜难眠，行 DR 片检查示颈椎退行性病变，C2/3、C4/5、C5/6 椎间隙变窄，寰枢关节半脱位。为求系统治疗，门诊以"颈椎病"收治入院。为进一步治疗，遂转入康复科。

附录9　康复课程相关微课、视频

颈椎、腰椎医疗体操	偏瘫、脊髓损伤良肢位摆放	平衡、协调功能训练	上肢关节活动技术	上肢肌肉牵伸技术	下肢关节活动技术
下肢肌肉牵伸技术	TENS治疗	侧卧位冈下肌训练	侧卧位牵拉	超声波治疗	俯卧位肩内旋
俯卧位肘支撑肩胛稳定性训练	过肩推	滑墙–激活肩袖	关节活动度、肌力评定训练	肌力评定、训练	肩被动内旋活动度检查
肩关节活动度健侧辅助练习	肩后伸被动活动度检查	肩胛平面运动	肩静力抗阻测试	肩前屈	肩前屈促进练习
肩屈曲被动活动度检查	肩水平内收被动活动度检查	肩水平外展被动活动度检查	肩水平外展离心训练	肩外旋被动活动度检查	肩外旋离心训练

| 肩外旋牵拉 | 肩外展被动活动度检查 | 前锯肌肌力测试 | 手背后毛巾牵伸 |

| 斜方肌下部肌力测试 | 斜方肌中部肌力测试 | 钟摆练习 |